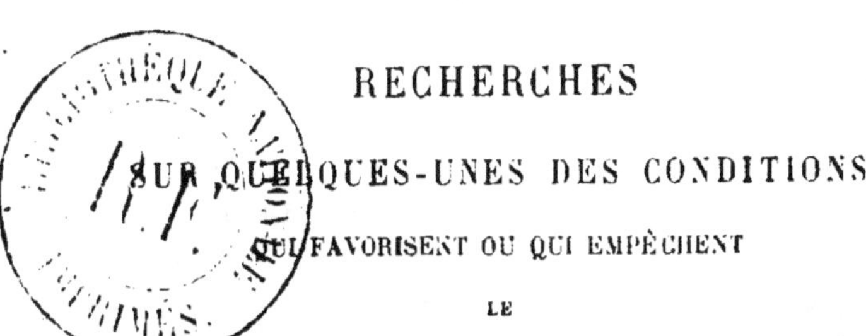

RECHERCHES

SUR QUELQUES-UNES DES CONDITIONS

QUI FAVORISENT OU QUI EMPÊCHENT

LE

DÉVELOPPEMENT DE LA SEPTICÉMIE

PAR

M. DAVAINE

Les animaux, suivant leurs espèces, ont une aptitude dif-
férente à contracter la septicémie. On sait que le lapin, par
exemple, peut être tué par un millionième de goutte de sang
septique, tandis que le cobaye et le chien restent indiffé-
rents à cette minime quantité de virus. Cependant, si l'on pra-
tique sur ces animaux un certain nombre d'expériences, dans
le but de leur communiquer la septicémie, on peut remar-
quer que leur résistance à cette maladie n'est pas constante,
et l'on rencontre des cas que l'on pourrait croire exceptionnels. De même parmi les animaux qui n'ont pas été l'objet de
nos expériences, mais dont nous observons simplement les maladies, nous en voyons qui contractent la septicémie ou qui en
meurent dans des circonstances où beaucoup d'autres restent
complétement indemnes. Or, nous savons que les exceptions
en physiologie et même en pathologie n'existent que par notre
ignorance de toutes les conditions dans lesquelles les faits se
sont produits. Pour élucider la question si difficile de la septicémie, il ne suffit donc pas d'accumuler des faits plus ou moins
rares ou exceptionnels et en apparence contradictoires; mais

il faut chercher à trouver les conditions encore inconnues qui les produisent.

C'est de quelques-uns de ces faits que je vais m'occuper ici.

La température atmosphérique a-t-elle une influence sur l'invasion de la septicémie? *A priori*, on pourrait douter d'une telle influence, lorsqu'il s'agit des animaux à sang chaud; car ceux-ci possèdent une température qui ne varie pas avec celle du milieu qu'ils habitent. Néanmoins, j'ai pu m'apercevoir que les mêmes expériences faites en hiver et en été ne donnaient pas toujours des résultats identiques. Etait-ce à la différence de la température de chaque saison qu'il fallait attribuer la différence des résultats?

La solution de cette question par l'expérimentation paraît devoir être facile; toutefois on trouve à la réaliser une certaine difficulté dans la résistance trop grande de certains animaux qui contractent rarement la septicémie par des injections sous-cutanées, ou dans la facilité trop grande de certains autres, tels que le lapin, qui est toujours tué par les quantités les plus minimes de virus.

Le cobaye tient le milieu entre ces deux catégories. En variant la quantité du liquide virulent qu'on lui injecte, on peut à volonté le laisser vivre ou le tuer, lorsque l'on a préalablement déterminé les doses qui peuvent amener ces résultats.

C'est donc le cobaye que j'ai choisi pour résoudre la question de l'influence de la température atmosphérique sur le développement de la septicémie.

Pendant les mois de juillet et août 1868 (1), la température atmosphérique variant de 25 à 30 degrés centigrades, j'injectai avec la seringue de Pravaz dans la cuisse de deux cobayes deux gouttes et chez cinq autres une goutte de sang de bœuf putréfié à l'air libre. Tous ces animaux moururent dans l'espace de vingt-deux à trente heures.

Du 23 novembre au 11 décembre 1869, la température

---

(1) Les expériences rapportées dans ce mémoire, bien que déjà anciennes, n'ont pas été publiées. Je voulais les donner dans un travail d'ensemble que les circonstances ne m'ont pas permis d'achever.

atmosphérique variant de 8 à 11 degrés centigrades, sept cobayes reçurent de la même manière du sang de bœuf putréfié à l'air libre; les doses étaient pour chacun de une, deux, trois, quatre et cinq gouttes. Tous ces animaux survécurent.

La condition variable la plus apparente dans ces expériences, c'est la différence dans la chaleur atmosphérique des saisons où elles ont été pratiquées ; cependant je ne veux pas donner ici ces faits comme des preuves indiscutables de l'influence de la température sur le développement de la septicémie; nous savons, en effet, que le sang putréfié varie beaucoup dans sa puissance, suivant qu'il est conservé depuis plus ou moins longtemps ; suivant qu'il a été putréfié lentement. ou rapidement et même, sans doute, suivant la pureté ou l'infection septique du local dans lequel on l'a placé. Dans ces conditions diverses, tel sang putréfié tue un lapin par un dix-millième de goutte, tel autre ne le tue pas avec dix gouttes. Toutefois, je dois dire que, dans les expériences rapportées ci-dessus, la putréfaction du sang qui a servi aux inoculations s'était opérée dans des conditions assez semblables.

Pour que toutes les expériences soient comparables et pour leur donner une certitude absolue, il est nécessaire que le liquide septique soit constamment identique dans ses facultés virulentes. Or, cette identité nous pouvons la trouver dans le sang d'un animal mort de septicémie. Je me suis assuré, en effet, que la virulence de ce liquide pris dans le cœur d'un animal mort de septicémie est toujours telle que, quelle que soit la saison, quelle que soit la température du local ou toute autre circonstance, elle tue un lapin par l'injection sous-cutanée d'une dose infinitésimale, et cela avec les mêmes phénomènes et dans le même laps de temps.

D'après ces considérations, je me suis servi du sang du cœur d'un lapin mort récemment de septicémie, dans les expériences que je vais rapporter.

Du 29 au 31 juillet 1872, la température atmosphérique ayant oscillé entre 20 et 26 degrés centigrades, j'inoculai à dix-huit cobayes des fractions de goutte de sang de lapins morts récemment de septicémie. Quatre de ces cobayes reçurent de $\frac{1}{20}$ de goutte à $\frac{1}{2}$ goutte ; quatre reçurent $\frac{1}{40}$ de goutte, deux $\frac{1}{50}$, quatre

$\frac{1}{100}$, deux $\frac{1}{200}$, deux $\frac{1}{500}$. Tous ces animaux moururent dans l'espace de 20 à 30 heures.

Du 18 au 25 décembre 1873, la température atmosphérique étant restée presque constamment à zéro, huit cobayes reçurent dans la cuisse $\frac{1}{50}$ de goutte de sang septique de lapins récemment morts, dose de beaucoup supérieure à celle que reçurent huit des cobayes précédents. Aucun de ces animaux n'en éprouva d'effet apparent.

Le 30 décembre de la même année, la température étant encore à zéro, un cobaye reçut $\frac{1}{300}$, un autre $\frac{1}{100}$ et trois autres chacun $\frac{1}{30}$ de goutte du même sang; ils n'en éprouvèrent non plus aucun effet.

Le 6 février 1874, cinq cobayes furent placés dans un local dont la température varia de zéro à $+4$ degrés centigrades. Ils reçurent $\frac{1}{600}$, $\frac{1}{300}$, $\frac{1}{100}$, $\frac{1}{50}$ et $\frac{1}{10}$ de goutte du sang d'un lapin récemment mort de septicémie. Aucun d'eux ne parut en éprouver le moindre effet.

Un lapin ayant été inoculé par comparaison avec un dix-millième de goutte du même sang, mourut 30 heures après.

En résumé, nous voyons dans ces expériences que treize cobayes inoculés pendant l'hiver avec des doses de sang septique qui varient de $\frac{1}{10}$ à $\frac{1}{50}$ de goutte résistent tous; tandis que dix autres inoculés pendant l'été avec des doses qui varient de $\frac{1}{50}$ à $\frac{1}{500}$ de goutte contractent la septicémie et meurent.

J'ajouterai que la différence dans la quantité de sang septique nécessaire à tuer le cobaye en été ou en hiver peut être de 1 à 2000; c'est-à-dire que, dans les grandes chaleurs de l'été, la quantité de sang virulent qui tue cet animal peut être deux mille fois moindre qu'en hiver.

La saumure détermine quelquefois, sinon toujours, la mort des animaux (lapins, cobayes) par l'invasion de la septicémie. C'est un fait que je crois avoir établi dans l'une de mes communications à cette Académie (1).

Le 3 novembre dernier (1878), j'injectai à un cobaye assez gros, dans l'une des cuisses, quatre gouttes de saumure de porc prise chez un charcutier de Paris. L'animal mourut le 5 avec

---

(1) *Bulletin de l'Académie de médecine*, 29 octobre 1872.

les phénomènes de la septicémie. Huit jours après, deux cobayes furent inoculés de même avec quatre gouttes de la même
saumure : tous les deux survécurent.

J'attribuai la différence de ces résultats à ce que, dans l'inter-
valle de ces expériences, la température du local avait sensible-
ment baissé. Pour vérifier cette manière de voir, je fis le
24 novembre les expériences suivantes :

J'injectai à deux cobayes trois gouttes, à deux autres six
gouttes et à deux autres encore dix gouttes d'une saumure prise
à Paris chez un autre charcutier. Trois de ces cobayes, ayant
reçu trois, six et dix gouttes, furent placés dans une écurie
dont la température était à quelques degrés au-dessus de zéro.
Les trois autres, ayant reçu également trois, six et dix gouttes,
furent placés dans un local dont la température fut maintenue
entre $+ 20$ et $+ 30$ degrés centigrades.

Les trois cobayes placés dans le local froid ne parurent pas
malades ; des trois autres placés dans le local chauffé, l'un
mourut le deuxième jour, un autre le troisième jour après
l'inoculation. Ce sont ceux qui avaient reçu six et dix gouttes.

D'après toutes ces recherches qui ont eu pour objet l'action
du sang putréfié, celle du sang de la septicémie, enfin celle de
la saumure, il est manifeste que la température de l'atmosphère où vivent les animaux les rend plus ou moins aptes à
contracter la septicémie.

Sans doute la chaleur viscérale de ces animaux est constante;
mais les membres, la tête, les parois du tronc se mettent plus
ou moins en rapport avec la température du dehors. Le
sang qui circule dans les vaisseaux de ces parties y subit une
certaine réfrigération qui modère ou empêche la génération
des bactéries qu'il renferme, ou bien, au contraire, un excès
de chaleur qui favorise leur production.

L'effet de l'élévation ou de l'abaissement de la chaleur
atmosphérique sur la genèse des maladies épidémiques et contagieuses est une des notions les plus anciennes de la médecine,
bien que des connaissances imparfaites sur la nature de ces
affections n'aient point permis d'en donner l'explication.

Or, j'ai reconnu que la septicémie se produit non point seulement par le contact d'un liquide ou d'une matière septique, mais qu'elle se développe encore à la manière des affections contagieuses que je viens de mentionner, lorsque intervient une chaleur atmosphérique élevée. Sous cette influence elle se propage sans plaie et sans contact immédiat, c'est-à-dire qu'elle se produit épizootiquement par une contagion à distance ou, suivant une expression employée en médecine vétérinaire, par *virus volatil*.

L'intérêt de ce fait qui, je crois, n'a pas attiré l'attention des observateurs, me servira d'excuse si j'entre ici dans de plus amples développements.

En 1865, alors que la question de la maladie charbonneuse soulevait des contradictions ardentes, MM. Jaillard et Leplat communiquèrent à l'Académie des sciences des expériences desquelles il semblait résulter que le charbon peut se produire sans bactéridies, et même que, en l'absence de ces petits êtres, il acquiert plus de virulence encore.

Ces observateurs me firent voir, dans le laboratoire du Collége de France, en présence de Claude Bernard et de notre illustre confrère M. Pasteur, des animaux inoculés avec le sang de la maladie qu'ils croyaient être le charbon. Cette maladie était contagieuse, rapide, et l'on ne pouvait, en effet, constater dans le sang la présence d'aucune bactéridie.

Je vérifiai expérimentalement dans mon laboratoire toutes les assertions de MM. Leplat et Jaillard, mais je reconnus que cette affection était tout à fait distincte du charbon.

Elle en différait d'abord par l'absence des bactéridies, ensuite par son envahissement rapide, sa durée plus courte, par la putréfaction cadavérique qui suivait de près la mort, par l'aspect des corpuscules du sang, non agglutinatifs, par le volume de la rate qui était normal, par la conservation de la septicité malgré la putréfaction, par sa communication aux oiseaux, enfin par sa transmission aux animaux sans contact immédiat.

Ce dernier fait attira d'autant plus vivement mon attention que, pendant trois étés, dans ce laboratoire, plusieurs centaines d'animaux avaient été inoculés du charbon et que pas un seul n'était mort sans inoculation préalable.

Pour reconnaître si les animaux morts spontanément avaient

contracté par contagion la maladie importée dans le laboratoire, plusieurs lapins furent inoculés avec leur sang, et dans un nouveau local; ils moururent tous avec les mêmes phénomènes que ceux de MM. Jaillard et Leplat.

Ces faits sont mentionnés dans les *Comptes rendus de l'Académie des sciences* pour les mois d'août et septembre 1865.

Mais quelle était cette maladie évidemment distincte du charbon? Le sang qui l'avait communiquée au lapin provenait d'une vache morte, disait-on, du charbon. Il avait été envoyé de Chartres par la poste et inoculé plusieurs jours après la mort de cette vache; c'était au mois d'août; la chaleur était intense; il s'était putréfié. Aujourd'hui, l'on eût reconnu facilement la septicémie dans cette maladie, alors inconnue. Je crus devoir la désigner provisoirement sous le nom de *maladie septique de la vache.*

Trois ans après, j'établis, sur des caractères précis, la distinction du charbon d'avec la septicémie, et j'en fis l'objet d'une nouvelle communication à l'Académie des sciences (1); or, on put reconnaître alors que les caractères de cette dernière affection sont identiques avec ceux que j'avais donnés de la *maladie septique de la vache.* Celle-ci n'était donc autre que la septicémie. Elle avait revêtu un caractère contagieux *à distance*, à cause de la température élevée de la saison, favorisé peut-être aussi par celle de mon laboratoire, qui était exposé au midi.

Cette épidémie, observée avec un grand soin en 1865, nous donne donc un exemple certain de la communication de la septicémie par *virus volatil* sous l'influence d'une température élevée.

J'eus l'occasion d'observer un autre exemple de cette contagion pendant l'été de 1873. Une épizootie semblable à celle de 1865, qui régna dans mon laboratoire à cette époque, apporta un grand trouble dans mes expériences et me força encore d'abandonner le local où étaient renfermés mes animaux.

(1) C. Davaine. — Recherches sur la Septicémie et sur les caractères qui la distinguent de la maladie charbonneuse (*Comptes rendus de l'Académie des sciences*, 25 janvier 1869).

Ces faits suffiront, je crois, pour prouver que la septicémie revêt parfois, sous l'influence d'une température atmosphérique élevée, un caractère épidémique et contagieux sans contact immédiat.

Parmi les maladies qui attaquent l'homme, il en est une où l'action de l'élévation de la température atmosphérique est particulièrement remarquable : c'est la *fièvre jaune,* dont nos confrères de la marine française viennent de subir la cruelle et glorieuse épreuve.

Mais il ne faut pas conclure de ces faits que toutes les maladies de nature septique sont favorisées par une température élevée, ou au contraire arrêtées par une basse température ; une telle généralisation serait tout à fait erronée.

Sous ce rapport, en effet, la maladie charbonneuse ne suit pas la loi de la septicémie : tandis que le virus de cette dernière affection n'est point tué par la température de + 100 degrés centigrades (1), et qu'il acquiert même plus d'activité par une grande chaleur, celui du charbon est détruit, comme je l'ai reconnu, lorsqu'il est soumis pendant un quart d'heure à une température de + 48 degrés centigrades. Il perd même à + 42 degrés centigrades la faculté de se développer. C'est ce qu'a prouvé la mémorable expérience de M. Pasteur.

Quant à l'action d'une basse température, elle diffère aussi dans les deux maladies : si la septicémie devient moins active et s'éteint, comme la putréfaction, par une température voisine de zéro, le charbon ne s'en développe pas moins en toute saison. Je me suis assuré de ce fait à diverses reprises : le 24 janvier 1870, la température étant de + 5 à + 6 degrés centigrades, j'inoculai, avec du sang charbonneux, trois lapins et trois cobayes, qui moururent tous du charbon. J'ai rapporté, en outre, dans l'une de mes communications à cette Académie, que deux chiens inoculés du charbon, ayant été exposés sans abri à une gelée très-intense, furent trouvés morts un matin,

(1) C. Davaine. — Recherches relatives à l'action de la chaleur sur le virus charbonneux (*Comptes rendus de l'Académie des sciences,* 29 septembre 1873).

ce qui fit croire qu'ils étaient morts de froid; mais l'autopsie me montra qu'ils étaient morts du charbon (2).

Il suit de ces faits que toutes les maladies de nature septique ne sont pas influencées de la même manière par la température atmosphérique, bien que sans doute, sous ce rapport, le plus grand nombre de ces affections se rapproche de la septicémie.

Une autre question relative à la septicémie a fait encore l'objet de mes recherches. Certains animaux sont-ils absolument réfractaires à cette maladie?

L'Académie se rappellera peut-être que j'ai émis autrefois sur cette question une opinion contraire, opinion purement théorique, il est vrai. Il est incontestable que les carnassiers, un certain nombre au moins, ne contractent pas la septicémie par le tube digestif; mais ceci pourrait s'expliquer par une constitution particulière de l'épithélium de leurs voies digestives; certains animaux sont de même réfractaires à l'action de certains poisons. D'un autre côté, l'innocuité pour ces animaux de nos injections sous-cutanées pourrait tenir à la constitution sèche et compacte des tissus qui, même après la mort, sont assez lents à se putréfier; ce sont ces raisons et d'autres encore que j'ai invoquées à l'appui de l'opinion que j'ai exprimée ici, à savoir que tous les mammifères peuvent être atteints de septicémie (1). Quoi qu'il en soit, il n'est nullement prouvé que les animaux réfractaires aux expériences que nous avons pratiquées sur eux ne puissent être infectés par d'autres procédés.

Dans le courant de l'année 1873, je me suis procuré trois renards, dont deux très-jeunes et un déjà adulte. Les trois animaux furent nourris pendant plusieurs mois de lapins et de cobayes morts de septicémie: ce qui ne les empêcha pas de grandir et d'engraisser. Je leur injectai sous la peau, à diverses reprises, avec la seringue de Pravaz, du sang septique de lapin; mais ils n'en éprouvèrent en apparence aucun effet. Chez l'un cependant il survint sur le dos, au point où une goutte de

(2) *Bulletin de l'Académie de médecine*, 1870, p. 476.

La septicémie devrait cependant être une des maladies les mieux déterminées, car nous pouvons à volonté en faire naître le virus, en suivre les effets chez un animal et l'étudier sous toutes ses faces. Cette étude a été faite par plusieurs observateurs dont les travaux me paraissent avoir été trop négligés par les pathologistes. Je crois, pour ma part, avoir établi la véritable nature de la maladie qui est une, et qui ne présente d'autres différences dans ses manifestations que celles qui résultent des conditions dans lesquelles elle se prend et dans lesquelles elle accomplit son évolution.

La maladie charbonneuse n'était pas non plus pour les anciens pathologistes une maladie simple et toujours identique : il y avait le charbon blanc, le charbon gangréneux, le sang de rate, etc. Mais après la découverte des bactéridies, quand j'eus montré la constance et l'identité de ces petits corps dans les différentes formes du charbon, la possibilité de les faire apparaître toujours semblables par l'inoculation au cobaye, il fallut reconnaître que le charbon, interne ou externe, du bœuf, du mouton ou de l'homme, est une maladie unique et toujours identique à elle-même.

L'expérimentation peut nous démontrer de même l'unité de la septicémie dont le virus est une bactérie, et dont la nature est une putréfaction accomplie pendant la vie.

Je ne veux point revenir ici sur la question de la nature de la septicémie, que j'ai traitée longuement devant cette Académie. Je crois avoir prouvé par des arguments, dont les travaux publiés depuis lors n'ont point affaibli la valeur, que la septicémie est une simple putréfaction.

Cependant je crois devoir examiner ici deux opinions qui ont été émises à cette tribune sur des conditions qui préservent les animaux de la septicémie ou qui la leur donnent; opinions que je regarde comme dénuées de vérité et propres à égarer les pathologistes qui les partageraient. Ensuite j'exposerai en aussi peu de mots que possible, d'après ce que nous voyons chez les animaux soumis à nos expériences, comment, suivant moi, l'individu inoculé prend la septicémie, ou comment il y résiste.

L'une des opinions que je veux examiner ici ne date pas

d'aujourd'hui ; elle est déjà fort ancienne : c'est que la vie ou la force vitale s'oppose au développement du virus septique dans l'économie des animaux.

Je n'ai point pour but de soulever ici la question des forces vitales ; il ne m'appartient pas de le faire, et je crois que les physiologistes sont aujourd'hui d'accord sur la puissance, je pourrais dire sur l'impuissance qu'on doit leur attribuer. Je veux seulement examiner cette question au point de vue de la septicémie : si nous injectons à un lapin un millionième de goutte de sang septique, cet animal contracte toujours la septi-cémie et meurt. Cette même quantité de virus est absolument inoffensive pour le cobaye, et même nous avons vu que, par une température voisine de zéro, un dixième de goutte de sang septique ne suffit pas à lui donner la maladie. D'après la manière de voir dont nous nous occupons, nous devons donc conclure que le cobaye a une résistance vitale de beaucoup supérieure à celle du lapin.

Si maintenant nous considérons la maladie charbonneuse, nous savons qu'un millionième de goutte de sang charbonneux tue le cobaye et ne produit aucun effet apparent sur le lapin. Dans ce cas, la même manière de voir nous amènera à con-clure que la force vitale est plus développée chez le lapin que chez le cobaye.

La force vitale n'a donc rien à voir dans ces maladies viru-lentes.

Une autre condition à laquelle on paraît attacher beaucoup d'importance comme cause de la septicémie, ce serait une pré-disposition des animaux à la gangrène. Certainement une partie du corps frappée de gangrène se putréfie rapidement et peut devenir ainsi une cause de septicémie ; toutefois, c'est au même titre qu'un corps étranger quelconque qui, étant en état de putréfaction, serait mis en contact avec la plaie d'un animal vivant. J'ai rapporté un cas de ce genre observé chez un homme mort dans le service de notre collègue M. Lancereaux.

Mais, quant à croire qu'une prédisposition à la gangrène serait une des conditions les plus nécessaires à l'invasion de la septicémie, nous n'observons, dans nos expériences, rien qui s'y rapporte. Je ne sache pas qu'on ait jamais signalé la gangrène chez le lapin ; pour moi, sur un nombre très-considérable de ces animaux, je n'en ai point observé un seul cas. Cependant cet animal, si peu disposé à la gangrène, est celui de tous qui contracte le plus facilement la septicémie. Le lapin le mieux portant meurt, si nous voulons, de cette maladie en moins de vingt heures. Les deux renards dont j'ai parlé étaient jeunes, forts et bien portants ; néanmoins ils sont morts très-rapidement de septicémie. Cette maladie peut donc être rapide et fatale chez les animaux les mieux portants et les moins disposés à la gangrène.

Examinons ce qui se passe chez les animaux soumis à nos expériences, afin de découvrir, s'il est possible, les conditions qui déterminent chez eux la septicémie.

La première condition nécessaire au développement de la maladie, dans nos expériences, c'est l'introduction du virus dans les organes de l'animal vivant. Ce virus est une des bactéries de la putréfaction. Je dis une des bactéries, car plusieurs raisons peuvent faire croire qu'il existe, parmi ces petits êtres, de nombreuses espèces qui ne se développent point toutes et toujours ensemble lorsque le milieu vient à varier.

Une seconde condition, c'est que l'organe ou le milieu dans lequel nous introduisons le virus soit favorable à la reproduction des bactéries.

Une troisième condition, se rapporte à la quantité des bactéries introduites dans les tissus. Cette question de quantité a été rendue manifeste dans nos expériences. Non-seulement elle varie d'une espèce d'animal à une autre espèce, du lapin au chien, par exemple ; mais elle varie encore dans la même espèce : nous en avons vu un exemple dans le cobaye.

Une quatrième condition se trouve dans le degré de virulence de la substance inoculante, virulence qui varie considérablement, suivant la nature de la matière qui s'est putréfiée et suivant la température dans laquelle s'est opérée la putréfaction.

Maintenant nous pouvons nous demander ce que deviennent les bactéries introduites dans les tissus par une injection sous-cutanée.

Lorsque leur nombre est suffisant pour occasionner la mort, une certaine quantité se retrouve dans le lieu de l'inoculation et le reste est transporté dans divers organes. C'est un fait incontesté, je crois. Elles se multiplient rapidement et bientôt infestent toute l'économie.

Mais que deviennent-elles dans le cas où leur nombre est insuffisant pour donner la mort? Périssent-elles ou restent-elles inactives? Évidemment toutes ces bactéries suivent les mêmes conditions que les premières; les unes se multiplient d'abord sur place, d'autres sont tout de suite emportées au loin : elles arrivent ainsi successivement, par la circulation du sang, dans des organes excréteurs, où elles sont éliminées comme les substances toxiques.

Si donc le virus introduit dans l'organisme d'un animal ne s'est pas reproduit en quantité suffisante pour réparer ses pertes, l'économie s'en débarrasse comme de tout autre poison.

Je reconnais que cette explication est une simple hypothèse, car l'élimination des corps solides par des organes excréteurs n'a jamais été démontrée. Cependant j'ai pu vérifier une partie au moins du phénomène ; j'ai constaté, en effet, que des spores de champignon infiniment plus volumineuses que les bactéries, étant injectées dans la cuisse d'un cobaye ou d'un lapin, sont transportées dans les organes les plus éloignés, le poumon, le cerveau, le foie, le rein.....

Je n'ai point, il est vrai, constaté l'élimination de ces spores par les urines, la bile, ou par les sécrétions intestinales, mais cette élimination me paraît être prouvée pour les bactéries par des faits faciles à vérifier.

Nous constaterons ces faits par l'observation de ce qui se passe chez un animal auquel nous aurons donné la septicémie et qui guérit. Le cobaye nous servira encore ici, car il guérit quelquefois de cette maladie.

Après une injection d'une quantité suffisante de sang putréfié dans une partie telle que la cuisse, l'animal perd de sa vivacité; il cesse à peu près de manger; son poil se hérisse, sa température s'élève; en même temps la cuisse se gonfle et devient plus ou moins volumineuse. Tous les observateurs ont vu, par l'examen anatomique de cas semblables, qu'il s'est formé dans la partie inoculée un œdème dans lequel se trouvent des quantités prodigieuses de bactéries. Si l'on veut s'assurer du fait chez l'animal en observation, il suffit de pratiquer une ponction sous-cutanée avec l'aiguille de la seringue de Pravaz. On peut retirer par aspiration une petite quantité de sérum qui, soumise au microscope, fera voir des myriades de bactéries.

Lorsque le cobaye guérit, les phénomènes généraux s'apaisent en peu de jours et le gonflement de la cuisse disparaît complétement. Alors l'examen le plus minutieux ne peut plus constater, dans la partie inoculée, les moindres traces des bactéries qui s'y trouvaient auparavant en si grand nombre.

Que sont donc devenus ces petits êtres? De deux choses l'une : ils se sont détruits ou bien ils ont été exportés. Mais pourquoi, lorsque les bactéries sont en petit nombre, se détruiraient-elles dans le lieu de l'inoculation, puisqu'elles ne se détruisent pas quand elles sont en grand nombre, en nombre suffisant pour amener la mort de l'animal? On n'en voit pas la raison. J'ajouterai que leur destruction sur place ne me paraît pas possible, car les bactéries sont douées d'une certaine consistance, comme je l'ai dit, il y a bien des années déjà; elles résistent même à l'action de la potasse caustique et de l'acide sulfurique en solutions assez concentrées.

Il faut donc que ces bactéries aient été exportées, et, comme on n'en retrouve plus les traces dans d'autres parties de l'économie, il est nécessaire qu'elles en soient sorties. Évidemment cela ne peut être que par les émonctoires naturels qui expulsent les autres substances étrangères à l'économie; phénomène qui s'accomplit par les fonctions mêmes des organes et non par une force vitale hypothétique.

Une autre preuve encore que les bactéries sortent de l'économie de l'animal malade nous est donnée par la contagion qui s'établit parfois dans le local où se trouvent les individus atteints de septicémie. Cette contagion, dont j'ai cité des exemples certains, ne peut se produire qu'au moyen des miasmes exhalés par les malades; or, ces miasmes sont nécessairement les bactéries qui, comme on l'admet universellement aujourd'hui, constituent le virus de la septicémie.

- On comprend, par les faits qui viennent d'être exposés, l'aptitude particulière de certains animaux à contracter la septicémie, lorsque leurs chairs ou leurs liquides offrent aux bactéries de la putréfaction un milieu favorable à leur multiplication rapide.

On comprend de même l'importance du foyer où ces petits êtres ont été introduits, foyer qui, par sa température et sa constitution, offre de même aux bactéries les meilleures conditions pour leur développement.

Enfin, on comprend l'action de la température atmosphérique qui, étant élevée, donne à la génération de ces petits êtres une grande activité et qui la modère ou l'empêche, au contraire, lorsqu'elle s'est abaissée, d'accord en cela avec l'action qu'elle exerce sur la putréfaction des matières organiques privées de vie.

Les connaissances acquises dans ces dernières années sur la septicémie peuvent, je pense, nous donner des conceptions nouvelles sur les conditions de la formation de certaines maladies épidémiques et contagieuses telles que la peste, la fièvre jaune, le typhus des armées, le typhus des bêtes à cornes, etc., maladies qui ne sont pas sans analogie avec la septicémie.

Pour expliquer l'origine de ces affections, il n'est plus nécessaire de supposer, soit une fermentation particulière du sang ou des humeurs, soit la création d'un virus nouveau ou la conservation indéfinie de ce virus dans des conditions inconnues, sa réapparition dans des conditions également inexpliquées. Il suffit de leur appliquer, par analogie, les lois connues de la septicémie, pour concevoir que l'agent qui les fait naître n'est pas l'effet d'une création particulière qui disparaît avec la maladie, mais qu'il se retrouve dans d'autres conditions.

En effet, si l'épizootie de septicémie, que j'ai signalé chez le lapin, avait été remarquée il y a quelques années, certes on n'eût pas pensé que le virus de cette maladie nous environne de toutes parts, que toute matière organique privée de vie est son aliment, que tout animal qui meurt devient sa proie, que nous l'introduisons dans nos intestins avec les mets et les boissons, et sans cesse dans nos poumons avec l'air respiré.

Il en est cependant ainsi et, dans cette atmosphère dange-
reuse, nous vivons sans appréhension du moindre danger.

C'est que, pour que le danger nous atteigne, certaines conditions doivent être réalisées : c'est une plaie qui servira de voie
d'introduction au virus, un épanchement de sang, une collection
de pus, etc., qui formera un foyer actif au sein de l'économie;
c'est l'excès de la température atmosphérique, dont l'action
puissante a été exposée dans ce travail, qui imprimera une
nouvelle activité à la maladie.

De même nous pourrons concevoir que le virus des grandes
maladies contagieuses existe et vit en dehors de l'économie des
animaux, soit dans les immondices accumulées des grandes ag-
glomérations humaines, soit dans les alluvions déposées par
les fleuves, soit dans les marais boueux et stagnants, etc.

Le virus existe là, inaperçu, jusqu'au jour où, par l'effet de
la saison, du climat, de l'humidité ou de la sécheresse, ou par
toute autre circonstance qui nous échappe, il trouve des conditions qui le propagent chez l'homme ou chez les animaux.

L'épidémie alors éclate et persiste jusqu'à ce que les conditions qui l'ont fait naître cessent d'exister. Mais le microbe virulent, devenu latent pour nous, continue de vivre dans son
terrain primitif.

Ainsi, ce qui manque à l'épidémie, ce n'est pas le virus, ce
sont les conditions qui lui donnent l'activité.

PARIS. — IMPRIMERIE DE E. MARTINET, RUE MIGNON, 2.

www.ingramcontent.com/pod-product-compliance
Lightning Source LLC
Chambersburg PA
CBHW071310130726
47998CB00003B/1410